DE

L'ASCITE ESSENTIELLE

PAR

Albert TOULZE
Docteur en médecine de la Faculté de Paris.

PARIS
A. PARENT, IMPRIMEUR DE LA FACULTÉ DE MÉDECINE
A. DAVY, successeur
52, RUE MADAME ET RUE MONSIEUR-LE-PRINCE, 14

1884

DE

L'ASCITE ESSENTIELLE

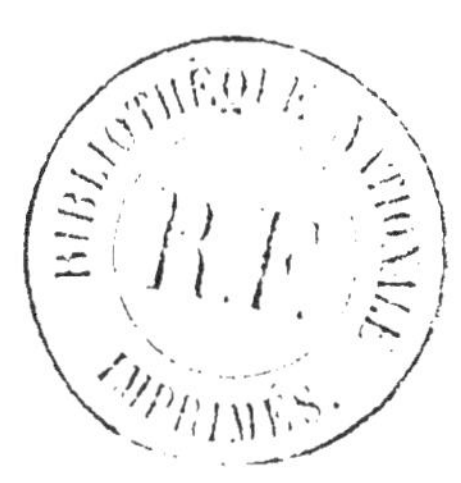

PAR

Albert TOULZE

Docteur en médecine de la Faculté de Paris.

PARIS

A. PARENT, IMPRIMEUR DE LA FACULTÉ DE MÉDECINE

A. DAVY, successeur

52, RUE MADAME ET RUE MONSIEUR-LE-PRINCE, 14

1884

A LA MÉMOIRE DE MON PÈRE

A MA MÈRE

A MON PRÉSIDENT DE THÈSE

M. LE PROFESSEUR JACCOUD

Professeur de clinique médicale.
Membre de l'Académie de médecine,
Officier de la Légion d'honneur.

DE

L'ASCITE ESSENTIELLE

INTRODUCTION.

La *France médicale*, dans deux articles des 1er et 4 septembre dernier, présentait des observations sur un sujet qui nous frappa. Quoique rare, cette maladie nous parut mériter l'objet d'une étude spéciale; c'est alors que nous nous mîmes à en rechercher les éléments. Nous avons été obligé, à notre grand regret, de nous en rapporter uniquement aux faits relatés dans les auteurs; malgré les plus vives recherches, nous n'avons pu trouver aucun cas de cette maladie dans les hôpitaux.

A défaut d'observations personnelles, nous nous sommes efforcé de réunir dans notre thèse celles qui nous ont paru le mieux mériter ce nom, en même temps que le plus propre à mettre en lumière le mode pathogénique de cette affection. Dans ce chapitre de pathogénie, auquel nous avons consacré le plus de développement, nous nous sommes attaché à défendre de notre mieux la théorie de la compensation formulée par Gintrac, en mettant en regard autant que possible des ascites guéries ou provoquées par l'augmentation ou la suppression des mêmes fonctions excrétoires. Le chapitre du diagnostic nous a paru mériter la seconde place.

M. le professeur Jaccoud, notre très cher maître, a bien voulu nous faire l'honneur d'accepter la présidence de notre thèse. Nous tenons tout d'abord à l'en remercier publiquement. Cela nous a été d'autant plus agréable que pendant toute la durée de nos études il nous a été permis de suivre, avec l'exactitude qu'elles méritaient, ses instructives et éloquentes leçons.

DÉFINITION.

Par cette épithète *d'essentielle* ajoutée au mot d'ascite, il faut entendre une maladie primitive, idiopathique, c'est-à-dire une maladie sans lésions organiques, une maladie qui vient surprendre un individu au milieu de la plus parfaite santé; maladie ayant étiologie, symptomatologie, marche, durée et surtout terminaison spéciales : maladie produite dans des conditions à peu près identiques et reconnaissant toujours pour cause un refroidissement subit, au moment où le corps était en sueur, l'ingestion dans l'estomac de boissons froides ou glacées, lesquelles amènent un resserrement des vaisseaux cutanés ou intestinaux et par contre une fluxion compensatrice, pour employer une expression du professeur Jaccoud, dans la région péritonéale. Nous nous étendrons du reste plus longuement sur ce sujet au chapitre pathogénie, qui sera le plus important de notre thèse. Pour le moment, nous nous contentons de donner une définition aussi exacte que possible de l'affection qui nous occupe. Nous la résumerons en ces termes : Affection primitive, essentielle, idiopathique, surprenant l'individu au milieu de la plus parfaite santé, susceptible de récidives, mais se terminant toujours à échéance plus ou moins longue par la guérison.

HISTORIQUE.

Admise par tous les auteurs anciens et rangée en tête des nombreuses divisions qu'ils ont données de l'ascite, admise également par la plupart des auteurs du commencement de ce siècle, Graves, Andral, Fouquier, Monneret et Fleury, Bouillaud, Grisolle, Trousseau, pour ne citer que de grands noms, l'ascite essentielle compte parmi les contemporains des partisans et des détracteurs. Parmi les premiers, je citerai Gintrac (article Ascite du nouveau Dictionnaire de médecine et de chirurgie pratiques); — Rilliet et Barthez (Traité clinique et pratique des maladies des enfants, 2e édit. t. II, p. 203, 205, 206, 211. T. III, p. 815). — Leudet (Clinique médicale de l'Hôtel-Dieu de Rouen); — Cruveilhier (Traité d'anatomie pathologique); — Hardy et Béhier ne croient pas à l'ascite essentielle. — Besnier (article Ascite du Dictionnaire des sciences encyclopédiques), la repousse avec certaines restrictions toutefois. Il dit en effet quelque part, dans ce long et savant article, après avoir essayé de trancher la question par la négative : « Nous ne nions pas absolument l'influence du froid sur la production d'une ascite et nous pensons que, chez l'homme, l'hydropisie péritonéale ne peut être rattachée à cette cause que dans des circonstances exceptionnelles. » Plus loin il ajoute, après avoir établi des réserves : « Ces réserves nettement établies, il ne répugnerait cependant pas d'admettre que, sous l'influence directe d'un refroidissement violent et brusque, il se puisse produire dans le système vasculaire de l'abdomen un trouble de l'innervation vaso-motrice, avec dilatation paralytique plus ou moins prolongée, permettant une effusion séreuse dans le péritoine. Ces conditions, très rares chez l'homme, se réalisent assez fréquemment chez les animaux, chez les chiens en particulier, qui traversent à la nage une eau froide après avoir fourni une course violente. »

GENÈSE. — ÉTIOLOGIE.

L'âge et le sexe paraissent jouer un rôle très secondaire dans le développement de cette variété d'ascite. Elle est de tous les âges et s'observe avec une fréquence à peu près égale dans les deux sexes, si nous en jugeons par les observations que nous avons pu recueillir. Cruveilhier, toutefois, dit l'avoir observée plus souvent chez les jeunes filles, à l'époque de la puberté ; de là le nom d'*ascite des jeunes filles*, qu'il leur donne.

Un point sur lequel la plupart des auteurs qui admettent cette ascite sont d'accord, c'est sur la cause étiologique ; c'est toujours après un refroidissement brusque, suppression de transpiration, ingestion dans l'estomac de boissons froides et glacées, le corps étant en sueur, qu'on la voit survenir avec une brusquerie souvent surprenante, en trente-six, quarante-huit heures, quelquefois moins. Les fonctions de la peau sont supprimées ou ralenties, conséquence naturelle de cette loi générale formulée par Gintrac, dans son article du Nouveau

Dictionnaire de médecine et de chirurgie pratiques « qui veut qu'une fonction diminuée dans un point augmente proportionnellement dans un autre. » Elle peut également se produire en vertu de cette loi après la suppression brusque d'un flux quelconque, cataménial (observation I) ou autre, après la suppression d'un exanthème, comme on l'a observé plusieurs fois dans la rougeole. L'accord cesse bientôt quand il s'agit d'expliquer son mode pathogénique. Ici, plusieurs théories sont en présence, pêchant toutes pour la plupart par plusieurs points, que nous nous efforcerons de faire ressortir de notre mieux dans le cours de notre modeste travail.

La première émise est celle de l'irritation sécrétoire, reprise plus tard par Cruveilhier. Voici comment s'exprime Fouquier dans une leçon clinique, qu'il fit à l'hôpital de la Charité, sur ce sujet, et qui a été publiée dans la *Gazette des Hôpitaux* de 1843. Nous avons rapporté l'observation dans notre thèse (observation V) : « De quelle nature est cette ascite et quelle est sa cause organique ? Nous croyons qu'elle n'a pas d'autre source qu'une exhalation morbide du péritoine, sans qu'il soit nécessaire pour cela d'admettre que le péritoine soit le siège d'une inflammation chronique, dont il n'existe en réalité aucun signe. L'épanchement séreux est produit ici dans le péritoine, comme il l'est dans la tunique vaginale, chez les gens atteints d'hydrocèle, par le seul fait d'une hypersécrétion de cette membrane séreuse. » Ainsi donc, pour cet auteur, comme pour Andral, c'est une augmentation quantitative pure et simple de la sécrétion normale, sous l'influence d'une excitation quelconque; c'est quelque chose d'analogue aux sueurs provoquées par des exercices violents, à la salivation augmentée par l'application d'un stimulus sur la muqueuse buccale, c'est une hypercrinie, pour employer l'expression d'Andral. Cruveilhier adopte pleinement cette théorie : « Gardons-nous bien, dit-il, de révoquer en doute l'existence des hydropisies idiopathiques des membranes séreuses, lesquelles ne peuvent pas plus être contestées que l'œdème primitif du tissu cellulaire. Une membrane séreuse est un organe sécréteur, c'est-à-dire un organe dont les fonctions de sécrétion sont tantôt exagérées, tantôt diminuées. Or, il est impossible d'admettre que l'exagération de sécrétion ne puisse être produite que par l'intermédiaire d'une lésion organique ou d'une phlegmasie. » Cette théorie de l'hypercrinie, quelque séduisante qu'elle paraisse au premier abord, repose sur quelque chose de trop hypothétique pour qu'on puisse l'admettre sans conteste. Elle range en effet le péritoine parmi les organes sécréteurs, alors que sa constitution anatomique ne permet pas de l'avancer. Le péritoine ne sécrète rien à l'état normal, c'est une cavité virtuelle, qui ne renferme pas de liquide. Quand donc il en contient, on n'est nullement autorisé à voir là un liquide physiologique, mais seulement un liquide *pathologique*, pour employer une expression de Besnier. Nous ne nous arrêterons donc pas à la théorie de l'hypercrinie, et nous verrons dans l'épanchement péritonéal un liquide anormal, dont il reste à déterminer la cause pathogénique.

Une autre théorie, beaucoup plus conforme à la réalité des faits et surtout beaucoup plus scientifique, est celle que défend le professeur Gintrac, dans son article du Nouveau Dictionnaire de médecine et de chirurgie pratiques, et qu'il résume en ces quelques mots : « L'épanchement est la conséquence de cette loi générale de l'économie qui veut qu'une fonction diminuée dans un point augmente proportionnellement dans un autre. » C'est cette même théorie que défendait vingt ans auparavant Bouillaud dans le même Dictionnaire de médecine et de chirurgie pratiques, et qu'il décore du nom de loi de *balancement*. Je cite ses propres paroles, empruntées à l'article Ascite du Dictionnaire de médecine et chirurgie pratiques 1823, tome III : « Supposons qu'un froid subit vienne s'emparer de tout l'extérieur du corps, la contraction de la peau et du système capillaire qui lui est destiné ne permettant pas au sang d'y aborder en aussi grande quantité que dans l'état normal, il doit en résulter une congestion plus ou moins intense au sein des organes intérieurs et de leur système capillaire. Le système artériel abdominal est un de ceux où la congestion peut se faire; d'où production d'ascite. C'est en vertu de cette loi de balancement, de ce contrat de solidarité, qui existe entre toutes les sécrétions et entre celle de la même classe en particulier, que les sécrétions intérieures augmentent lorsque le froid et l'humidité appliqués à la surface du corps suspendent plus ou moins complètement des sécrétions qui s'y opèrent, soit en refoulant à l'intérieur le sang, source commune de tous les liquides sécrétés, soit en s'opposant à la transsudation qui s'exerce normalement à la surface cutanée. »

Bouillaud n'a qu'un seul tort, sinon son interprétation serait irréprochable, c'est d'admettre une sécrétion péritonéale, et partant de tomber en plein dans la théorie de l'hypercrinie. Gintrac évite cette erreur, et par là sa théorie est à l'abri de tout reproche.

Le professeur Jaccoud range cette hydropisie parmi les hydropisies mécaniques, dont il fait une classe distincte. En effet, la condition indispensable pour produire l'hydropisie dans une région est l'augmentation de tension intra-vasculaire dans la même région. Cette condition se trouve réalisée quand il survient un arrêt brusque de la menstruation, d'un flux hémorrhoïdaire; d'où production d'une hydropisie, qui mérite bien le nom de *supplémentaire* que lui donne si judicieusement le professeur Jaccoud. Le froid n'agit pas autrement. Que la réfrigération ait porté sur le tégument externe, alors que la peau était en sueur, c'est-à-dire en pleine activité sécrétoire, ou qu'elle porte sur la surface gastro-intestinale par ingestion de boissons glacées dans l'estomac, le résultat est absolument identique. Laissons la parole au professeur Jaccoud : « Dans toutes ces circonstances, les conditions mécaniques de la circulation sont troublées de la même manière; un réseau capillaire (celui de la peau ou de la muqueuse gastro-intestinale) en pleine dilatation, en pleine activité sécrétoire, subit l'impression brusque du froid. Sous l'influence de cette excitation, les vaisseaux se resserrent, la sécrétion est suspendue et une fluxion collatérale est produite dans un réseau contigu. L'exosmose séreuse est le produit de cette fluxion anormale qui anéantit momentanément le tonus vasculaire ; c'est une *hydropisie par fluxion compensatrice.* » Le plus habituellement, comme le dit également le professeur Jaccoud, c'est le réseau capillaire voisin de celui qui a subi l'action du froid, qui est le siège de la fluxion hydropigène, d'où habituellement anasarque dans le cas de réfrigération cutanée, ascite dans le cas de réfrigération gastro-intestinale : parfois néanmoins, quoique plus rarement, la compensation se passe entre réseaux éloignés et l'ascite succède au refroidissement cutané, l'anasarque au refroidissement interne. Si la démonstration de cette théorie, que nous adoptons entièrement, avait encore besoin d'être corroborée, nous en trouvons la confirmation dans le mode de terminaison de certaines ascites et surtout des ascites essentielles ; je veux parler de la guérison spontanée de l'ascite par des flux compensateurs. A défaut d'observations personnelles (il nous a été absolument impossible de nous en procurer, malgré tout le soin que nous avons mis à les chercher), nous nous sommes efforcé de réunir dans notre thèse le plus grand nombre d'ascites guéries spontanément par des flux complémentaires, et surtout de mettre en regard les cas d'ascites essentielles guéries ou provoquées par l'augmentation ou la suppression des mêmes fonctions excrétoires.

N'est-ce pas là, en effet, démontrer de la façon la plus évidente, la vérité de la théorie pathogénique que nous essayons de défendre ; la même cause produisant ou guérissant l'ascite, suivant que la fonction sécrétoire est diminuée ou augmentée ? Nous nous expliquons. Soit l'observation I et II. La malade, qui fait le sujet de l'observation I, subit un refroidissement brusque ; elle va laver son linge dans une eau glacée au moment de ses époques; ses règles, sur le point de venir, se suppriment, une ascite supplémentaire se produit pour compenser le flux cataménial. Dans l'observation II, au contraire, l'ascite, jusqu'alors stationnaire, diminue progressivement en même temps que s'établissent des règles abondantes. Dans le premier cas, la suppression des règles amène la production de l'ascite ; dans le second, l'écoulement abondant des menstrues amène la guérison des règles. Nous pourrions multiplier les exemples ; dans l'observation III, la suppression de la transpiration produit l'ascite ; l'augmentation la guérit dans l'observation IV. Rien donc de plus vrai et de plus conforme à la réalité des faits que cette loi de balancement, dont parle Bouillaud, et que Gintrac résume dans la formule que nous avons citée plus haut : si l'équilibre est rompu, la diminution de certaines sécrétions est compensée par l'augmentation des autres, ou par l'apparition de nouvelles sécrétions, il serait plus juste de dire excrétions : c'est le cas de l'hydropisie ascite.

La preuve de cette vérité se trouve non seulement dans deux cas d'ascite mis en regard, mais encore dans la terminaison de l'ascite essentielle, qui est toujours spontanée, comme nous le verrons dans la suite. Si nous nous rapportons à un cas d'ascite essentielle, que voyons-nous en effet ? Toutes les fonctions sécrétoires supprimées ou diminuées, en faveur de l'épanchement qui les compense. L'épanchement augmente progressivement en même temps que les sécrétions diminuent de même, puis reste stationnaire, puis se met à décroître, remplacé à son tour par une diurèse ou diaphorèse abondantes. L'équilibre général avait été rompu en faveur de l'ascite, la diurèse et la diaphorèse le rétablissent. C'est ainsi que dans l'espèce la malade, qui, tant que son ascite augmentait, urinait moins qu'à l'état normal, rendait six à huit pintes d'urine dans les 24 heures, quand l'ascite commença à diminuer, sans avoir augmenté pour cela, comme il est dit dans l'observation, la quantité de ses boissons. Cet état dura pendant dix jours, au bout desquels l'ascite ayant disparu, l'équilibre se rétablit et tout rentra dans l'ordre.

SYMPTOMES. — VARIÉTÉS.

L'ascite essentielle peut revêtir trois formes principales : la forme *aiguë*, la forme *subaiguë* et la forme *chronique*.

La forme aiguë s'accompagne en général d'un état fébrile assez intense ; la soif est vive, l'appétit nul ; la peau chaude, sèche, injectée de sang, le ventre légèrement douloureux à la pression, tendu et dur. Le *pouls* est fréquent, régulier, petit, filiforme. Les battements du cœur sont normaux. Les urines, rares, sont claires, et n'offrent pas d'albumine, ce qui permet de rejeter de suite toute affection rénale. Les signes qu'on observe du côté de l'abdomen sont ceux de l'ascite en général. Ce qui frappe tout d'abord à l'*inspection*, c'est le volume considérable du ventre. Celui-ci, uniformément arrondi, présente des parois amincies, éraillées dans un grand nombre de points; les veines superficielles sont dilatées. La sensation de flot est nettement sentie par une main, quand avec l'autre placée à distance et à plat sur le ventre, on produit une dépression brusque et saccadée. Le liquide se déplace facilement, ce qu'on peut constater sans difficulté par la percussion, en faisant simplement changer le malade de position. La percussion en effet permet de constater une *matité* vers les parties déclives et une *résonnance exagérée* vers les parties supérieures de l'abdomen. Cette dernière est produite par les intestins dilatés par les gaz et refoulés en haut vers le diaphragme par le liquide qui, en vertu de sa pesanteur spécifique, gagne les parties les plus inférieures du ventre. Les points où cesse la matité et commence le tympanisme correspondent au niveau du liquide. Celui-ci est figuré par une ligne courbe à concavité supérieure. Le refoulement du diaphragme par le liquide produit comme symptômes du côté de la poitrine de l'*étouffement*, de la *dyspnée*. Nous n'insisterons pas plus longuement sur ces symptômes, ils sont très faciles à reconnaître et appartiennent à l'ascite en général.

La forme *subaigüe* présente les mêmes symptômes atténués, avec une marche un peu plus lente.

L'ascite *chronique*, qui mérite ce nom surtout à cause de sa longue durée, présente le caractère de récidive, comme on peut s'en convaincre en lisant l'observation V. C'est une forme sur l'existence de laquelle on a le droit d'émettre des doutes, et qui exige de nouvelles recherches avant qu'on puisse se prononcer. Nous ne l'admettons donc qu'en faisant les plus grandes réserves; toutefois, l'observation de Fouquier semblerait indiquer qu'elle existe.

MARCHE. — DURÉE. — TERMINAISON.

La marche est assez indéterminée. Relativement plus courte dans la forme aigüe que dans la forme subaigüe, et surtout la forme chronique, on peut dire d'une façon générale que la marche est longue. L'affection, comme on peut s'en convaincre en lisant les observations de notre thèse, dure toujours de deux à trois mois. Ce qui caractérise surtout cette variété d'ascite c'est sa terminaison. En effet, tandis que les ascites symptômatiques d'une lésion hépatique sont toujours incurables, comme l'affection dont elles dépendent, l'ascite idiopathique, au contraire, guérit toujours dans un laps de temps plus ou moins long, et cela la plupart du temps spontanément par une crise salutaire du côté des reins, des glandes sudoripares, de l'utérus, du tube digestif, des glandes salivaires, des mamelles, comme dans l'observation XI, du vagin, comme dans l'observation XII; quelquefois même en provoquant des crises du côté de surfaces excrétoires accidentelles (blessure de la langue, tumeur abcédée de la cuisse, gangrène de la peau produite sur des surfaces de scarification), cas cités par Mondière, dans son travail publié dans le Journal l'*Expérience*.

Ce caractère de curabilité est en quelque sorte pathognomonique de l'ascite primitive. Dans des cas indécis, ce signe seul peut permettre de faire le diagnostic. C'est ainsi que l'observation présentée par Lecanu, médecin d'Yvetot à l'Académie de médecine en 1842, d'une femme de 36 ans, qui, ayant été ascitique pendant 15 ans, avait guéri après 886 ponctions, semble indiquer par sa terminaison seule, qu'on était en présence d'une ascite protopathique.

DIAGNOSTIC.

Tandis que le diagnostic de l'ascite ordinaire est des plus faciles, celui de l'ascite essentielle ne doit être fait qu'avec la plus grande réserve et après avoir examiné longuement et minutieusement le malade. Le diagnostic doit être un diagnostic d'exclusion. Quand un médecin se trouvera en face d'un malade fort, vigoureux, à antécédents irréprochables, n'ayant jamais fait aucune maladie, qui après s'être soumis à une des conditions étiologiques citées plus haut (refroidissement brusque, ingestion de boissons froides et glacées, alors que le corps était en sueur), ou en présence d'une femme qui à l'époque de ses règles aura commis ce qu'on appelle vulgairement une imprudence, aura été laver son linge à une source glacée comme la malade de l'observation, et qui, rentrée chez elle, aura été prise d'un léger frisson, d'un sentiment de malaise général, de fièvre avec anorexie plus ou moins complète; si en arrivant auprès d'elle, deux ou trois jours après qu'elle a pris le lit, il trouve son ventre légèrement douloureux à la pression, tuméfié, rempli de liquide, une fluctuation évidente avec matité inférieure et sonorité supérieure : si après avoir examiné successivement les organes avec le plus grand soin et à plusieurs jours d'intervalle, il trouve les poumons, le cœur, le foie, la rate, l'utérus, la vessie dans leur état normal : si les urines, un peu moins abondantes que de coutume, sont claires et limpides, et ne renferment aucune trace d'albumine, de sucre, etc., rien en un mot qui puisse faire soupçonner une affection rénale, ou une dystrophie constitutionnelle quelconque. S'il ne constate la présence d'aucune tumeur dans le ventre ni ailleurs, qui puisse expliquer l'ascite. Si au bout de quelques jours le malade voit sa fièvre cesser, si elle recouvre en un mot la santé, ne conservant qu'un ventre volumineux et un peu de dyspnée causée par le refoulement du diaphragme, sa physionomie ne présentant ni abattement, ni souffrance, déjà il peut soupçonner, mais simplement soupçonner qu'il est en présence d'une ascite essentielle. Le diagnostic doit encore être suspendu.

S'il est en présence d'une ascite essentielle, au bout de un mois, six semaines, deux mois, trois mois, quelquefois plus, quelquefois moins, de cet état qui n'est pas la santé sans être la maladie, apparaîtra une crise salutaire, le plus souvent une diaphorèse unie à une diurèse abondantes, une abondante excrétion en un mot, quelle que soit la voie qu'elle se trace, simultanément le ventre diminuera de volume pour recouvrer au bout de quelques jours sa souplesse et sa forme normales. Dès ce jour les présomptions pourront se changer en quasi-certitude. L'avenir lui apprendra que la malade est rentrée dans la vie commune et que, deux, cinq ans se sont écoulés sans qu'elle ait rien ressenti qui de loin comme de près ressemblât à son affection première. C'est alors et alors seulement qu'il aura le droit de se prononcer pour l'ascite essentielle.

On peut voir d'après ce court exposé combien le diagnostic de l'ascite essentielle est hérissée de difficultés. Il exige beaucoup de temps et une longue persévérance. C'est une maladie qu'il est à peu près impossible de diagnostiquer dans les hôpitaux, où l'on n'a jamais occasion de suivre les malades assez longtemps. S'il nous était permis d'émettre une opinion, nous dirions que nous n'hésitons pas à croire que là est la source du peu d'observations qui existent dans la science. Nous croyons la maladie, quoique très-rare, moins rare qu'on ne serait tenté de le croire au premier abord, surtout à la campagne, où le genre de vie des habitants semble les exposer davantage aux causes étiologiques de la maladie : qu'on ne nous demande point sur quels faits nous nous appuyons pour soutenir cette opinion, nous n'avons aucune preuve à l'appui ; c'est une simple présomption, que nous essayerons d'éclaircir dans la suite, puisque nous devons aller exercer la médecine à la campagne.

Le pronostic a été indiqué au chapitre marche en durée. Nous n'y reviendrons point. Contentons-nous simplement de rappeler qu'il est absolument favorable.

TRAITEMENT.

En présence d'une maladie, qui a tant de tendance a guérir spontanément, le médecin doit savoir profiter des enseignements que lui donne la nature, et essayer, par les moyens que la thérapeutique met à son service, de favoriser ces crises salutaires par les divers émonctoires de l'économie. En première ligne, il convient de placer la voie rénale. On commencora donc par l'emploi des *diurétiques*, soit le nitrate de potasse, soit l'acétate aux doses de 5 à 6 grammes dans un litre de tisane de chiendent ou de baies de genièvre : les frictions avec le mercure associé à la scille et à la digitale peuvent donner de bons résultats. On pourra donner encore de 30 à 60 grammes par jour de vin diurétique amer de la Charité; ou l'oxymel scillitique, aux doses de 30 à 40 grammes dans une potion appropriée ; ou bien encore 30 centigrammes à 1 gramme de feuilles de digitale réduites en poudre, en infusion dans 125 grammes d'eau. On peut faire ainsi une potion qu'on édulcore avec 30 à 40 grammes de sirop simple et qu'on fait prendre par cuillerées à bouche toutes les heures et toutes les deux heures; c'est la méthode du professeur Jaccoud. Si ces moyens sont infidèles ou agissent trop lentement comme cela arrive trop souvent, on fera de la dérivation intestinale en s'adressant aux *purgatifs drastiques*, et de préférence aux purgatifs résineux : le jalap en poudre aux doses de 0,50 centigrammes à 1 gramme; la résine du jalap aux doses de 25 à 30 centigrammes; la scammonée 0,25 à 0,30 centigrammes; mieux encore 30 à 40 grammes d'eau-de-vie allemande, qui est composée de jalap, scammonée et de turbith végétal, dans parties égales de sirop de nerprun; 1 à 2 gouttes d'huile de croton, à prendre le matin à jeun dans 20 ou 30 grammes d'huile de ricin, suivant le procédé du professeur Hardy dans le traitement de ses tænias ; l'aloès aux doses de 0,15 à 0,50 centigrammes ; la gomme-gutte, 0,15 à 0,20 centigrammes. Tous ces purgatifs agissent avec une grande énergie sous un très-petit volume. Ils n'ont qu'un inconvénient, souvent capital, c'est d'être très-irritants et fort mal supportés par l'estomac, surtout lorsqu'on est obligé d'en prolonger l'emploi. C'est pour obvier à ce danger que les personnes qui prescrivent ce mode de traitement, ont pour habitude de l'administrer de deux ou de trois jours l'un et de prescrire une alimentation substantielle et fortifiante le jour du repos ; on peut de la sorte en faire tolérer l'emploi pendant un assez long temps. Simultanément, on pourra employer comme adjuvants les *sudorifiques* : 20 grammes de quatre fleurs, de bourrache, de buglosse, de sureau, de chèvrefeuille, de bardane, pour 1 litre d'eau bouillante ; on pourra même essayer le jaborandi et son alcaloïde, la pilocarpine ; les bains de vapeur et de Barèges peuvent rendre de réels services. Ce traitement, sagement dirigé, échoue quelquefois, même entre des mains habiles et exercées.

Si l'épanchement continue à augmenter, si les phénomènes de compression sont tellement accentués qu'ils menacent de compromettre l'existence, on pourra en dernière ressource pratiquer la ponction. Celle-ci pourra rendre de réels services et hâter considérablement la guérison, même dans les cas ou l'asphyxie ne sera pas imminente et où la ponction ne sera pas par conséquent urgente ; car, comme le dit fort bien Fouquier : « Le moindre désavantage du traitement purgatif, comparé à la ponction, est d'être beaucoup trop long, de demander des mois entiers, tandis qu'à l'aide de la ponction, on peut obtenir le même résultat en quelques heures seulement ». Le médecin ne devra pas oublier ces paroles dans sa pratique. Il pourra faire la ponction, en s'assurant de toutes les précautions nécessaires.

OBSERVATIONS.

Observation I.

Ascite essentielle survenue après immersion des pieds dans l'eau froide et suppression de règles. Guérison spontanée par une diurèse abondante.

(Mondière. Journal l'Expérience, t. VII, p. 423).

Une femme jeune encore, domestique chez un de nos clients qui est célibataire, vient nous consulter pour une suppression de règles et pour un développement insolite du ventre qui n'était pas douloureux à la pression. Connaissant les rapports qui existaient entre cette femme et son maître, nous crûmes à la possibilité d'une grossesse, et, sans faire part à la malade de nos soupçons, nous nous bornâmes à lui prescrire quelques moyens insignifiants et à la remettre pour une seconde visite au mois suivant, espérant, à cette époque, pouvoir nous assurer s'il y avait ou non grossesse.

A l'époque fixée, la malade revint nous trouver, mais alors le ventre avait acquis un volume considérable, était développé dans toute son étendue, et la fluctuation était des plus évidentes. Questionnant avec plus de soin notre malade, nous apprîmes que, *à l'époque où ses règles devaient venir, elle était allée laver le matin de bonne heure* à une eau de source très froide et que les menstrues n'avaient point paru à l'époque ordinaire. Le pouls était dur, les yeux injectés, la face rouge ; nous pratiquâmes une saignée de douze onces et conseillâmes pour le lendemain l'application de vingt sangsues au haut des cuisses, un bain de siège immédiat après la chute des sangsues, et sur le ventre des compresses trempées dans une infusion de fleurs de sureau.

Ce traitement fut exactement suivi par la malade, mais n'amena aucun changement dans sa position ; bien plus, l'épanchement abdominal fit des progrès et apporta une telle gêne dans la respiration et la progression que nous crûmes devoir proposer la ponction ; mais cette légère opération fut refusée par la malade, qui se mit alors entre les mains de quelques commères et employa quelques moyens qui restèrent sans résultat.

Depuis deux mois, cette femme avait renoncé à tout traitement rationnel et empirique, lorsque, sans cause appréciable, elle fut prise de besoins fréquents d'uriner et rendit chaque fois *une grande quantité d'urine*. Cette diurèse, tellement abondante que, sans avoir augmenté la quantité de ses boissons, la malade rendait, dit-elle, de six à huit pintes d'urine dans les vingt-quatre heures, continua pendant huit jours, et à mesure que les urines s'écoulaient, la distension du ventre diminuait, au point que vers le dixième jour il n'existait plus *aucune trace d'épanchement abdominal.*

Lorsqu'elle vint nous voir, quelques jours après cette guérison spontanée, les parois du ventre étaient relâchées, et l'examen que nous pûmes faire avec toute facilité de l'état des organes abdominaux ne nous permit pas de constater *la plus légère lésion.* Ce qui vint nous confirmer que cette ascite était *essentielle* et avait été produite par l'impression de l'eau froide, dans laquelle la malade, près d'être menstruée, s'était plongée les mains et les avant-bras. Depuis dix-huit mois, cette femme a joui d'une excellente santé.

Observation II.

Ascite chronique guérie spontanément par des règles abondantes et des sueurs copieuses.

(Graves. Archives générales de médecine, t. VI, p. 261, 1834).

Une dame de Dublin était affectée d'ascite depuis huit ans ; son ventre était plus volumineux que chez une femme au neuvième mois de la grossesse. La fluctuation était évidente ; l'abdomen n'était ni douloureux ni sensible à la pression ; la santé générale était bonne, et le seul inconvénient de la malade résultait du poids du liquide. La cause de cette maladie ne put être découverte. La malade ne fit aucun traitement. Pendant la dernière année, le volume du ventre n'augmenta pas sensiblement. Six mois après la publication de ce fait, les *règles*, qui avaient été constamment régulières, mais très peu abondantes, devinrent tout à coup *extrêmement copieuses* et durèrent *plus longtemps* qu'à l'ordinaire. Il survint en même temps une *diurèse extrêmement abondante*, l'urine s'écoulait à de très courts intervalles. L'abdomen diminua de volume d'une manière très rapide. La malade se sentit très affaiblie. On prescrivit du vin généreux et un bandage autour de l'abdomen.

Au bout de quelques jours il s'établit des *sueurs nocturnes*. La diminution du ventre fit des progrès, et, quinze jours après l'apparition de la diurèse, il n'y avait *plus trace de l'ascite*. Les téguments de l'abdomen étaient flasques et pendants. Bientôt tous les phénomènes anormaux indiqués se dissipèrent, la menstruation reprit ses conditions habituelles ; enfin, sous l'influence d'un bon régime, cette dame recouvra sa santé.

Observation III.

Ascite essentielle survenue à la suite d'une suppression de transpiration.

(Gintrac. Art. Ascite du Nouveau Dictionnaire de médecine et de chirurgie pratiques).

Il y a peu de jours, j'observais dans mon service de clinique à l'hôpital Saint-André, chez un homme de 35 ans, assez bien constitué, un épanchement péritonéal survenu à la suite d'*une suppression de transpiration* et qui n'avait été précédé d'aucune douleur abdominale. Malgré les recherches les plus minutieuses, il me fut impossible de découvrir une lésion d'organe ; l'épanchement ascitique disparut rapidement sous l'influence des diurétiques, de quelques purgatifs et de quelques bains de vapeur. Je dus nécessairement admettre une *ascite essentielle*.

Observation IV.

Ascite essentielle guérie par des sueurs abondantes et spontanées.
(Andral. Revue médicale, 1828, t. IV, p. 319.)

Une jeune femme, après avoir eu tous les symptômes d'une péritonite, fut affectée d'une ascite indolente, qui, dans un espace de temps assez court, devint très considérable; les membres inférieurs s'infiltrèrent consécutivement, la face s'œdématia, les urines devinrent de plus en plus rares. Différents diurétiques furent employés sans succès.

Tous les moyens employés furent inutiles; les urines n'augmentaient pas, et l'hydropisie faisait de tels progrès que la ponction fut jugée nécessaire; elle semblait promettre de bons résultats dans un cas où l'ascite ne paraissait reconnaître d'autre point de départ qu'une irritation du péritoine. Cependant, on voulut encore attendre quelques jours. Un matin nous fûmes frappés de la diminution de l'abdomen, des membres inférieurs; la malade nous dit que depuis quelques jours elle *suait* chaque nuit assez abondamment pour mouiller plusieurs chemises; elle nous assura qu'auparavant elle n'avait jamais rien éprouvé de semblable; que, loin de là, sa peau jusqu'alors était restée constamment sèche. D'ailleurs, il n'y avait pas de fièvre. La coïncidence de cette sueur avec la diminution de l'œdème des jambes était un phénomène digne d'attention : les diurétiques furent suspendus et, toutefois, l'urine, que la seule apparition des sueurs aurait dû rendre moins aqueuse, devint plus claire et plus abondante. Les quinze jours suivants, des *sueurs très abondantes* continuèrent à avoir lieu chaque nuit; en même temps, l'hydropisie diminua rapidement et, enfin, disparut; alors les sueurs cessèrent. La malade quitta l'hôpital bien portante.

Observation V.

Ascite essentielle survenue à la suite d'une impression morale forte et prolongée.

(Fouquier. Gazette des hôpitaux, 1843).

Une femme âgée de soixante-deux ans, forte et bien constituée, est entrée à la Charité pour une hydropisie ascite. C'est la quatrième ou cinquième fois qu'elle entre à l'hôpital pour la même affection ; elle a déjà eu en tout sept ponctions. La dernière fois qu'elle est sortie de la Charité, elle s'était crue guérie et nous n'avions pas été éloignés nous-mêmes de partager son illusion. Il y a trois mois que son ascite est revenue. Elle nous fait remarquer à cette occasion que, les années précédentes, c'est toujours à peu près à la même époque que l'hydropisie s'est reproduite. En général, pendant le printemps et l'été, la maladie reste stationnaire et elle augmente ou se renouvelle l'hiver. La malade attribue, avec quelque fondement, cette circonstance à ce qu'elle est sujette à de copieuses sueurs pendant la saison chaude.

Cette femme offre à présent l'état suivant : Son ventre est considérablement développé, il est assez uniformément arrondi ; ses parois sont éraillées dans un grand nombre de points ; les veines sont développées et un peu variqueuses. On sent une fluctuation manifeste et perceptible au même degré dans tous les points de l'abdomen. Les parois abdominales n'offrent pas, d'ailleurs, la moindre apparence d'œdème, non plus que les membres, qui sont plutôt amincis, maigres et un peu émaciés.

La malade offre en général un état de maigreur assez prononcée; sa physionomie ne présente d'ailleurs ni abattement, ni souffrance ; le pouls est régulier et parfaitement calme, la chaleur de la peau naturelle ; il y a un peu de dyspnée consécutive au refoulement du diaphragme par le liquide contenu dans l'abdomen, mais sans aucune lésion du côté de la poitrine. La malade ne tousse pas, le thorax est sonore dans tous ses points, la respiration est pure, les battements du cœur sont réguliers. Les fonctions digestives sont également en bon état, l'appétit est bon, les garde-robes naturelles et régulières ; seulement, lorsque la malade marche ou se fatigue quelque peu, elle est sujette à vomir. Les intestins paraissent aussi être quelquefois distendus par une quantité considérable de gazs, ce qui occasionne de temps en temps des coliques et des douleurs vagues dans tout le ventre. Les urines sont rendues fréquemment et en petite quantité ; elles sont un peu nuageuses, mais ne révèlent d'ailleurs aux différents réactifs aucune modification morbide. Enfin, la malade se plaint d'un sentiment de lassitude et d'inquiétude dans les jambes. Du reste, point de fièvre, aucun dérangement notable de la santé, hors la gêne de certaines fonctions dépendant immédiatement de la distension de la cavité abdominale par l'épanchement ; point de douleur fixe dans aucune région. En questionnant la malade sur ses antécédents, nous avons appris d'elle la circonstance suivante : Il y a environ trois ans qu'elle eut, à la suite d'une profonde secousse morale, une infiltration générale qui ne se dissipa qu'au bout de plusieurs mois. C'est sous l'influence d'une circonstance analogue, d'une impression morale forte et prolongée, que survint pour la première fois, il y a deux ans, l'ascite dont elle est actuellement affectée.

Observation VI.

Ascite guérie spontanément par une impression morale.
(Mondière. Journal l'Expérience, t. VII).

« Cet exemple, communiqué par Bézard, en 1815, à la Société médicale d'émulation, est celui d'une femme affectée depuis plusieurs années d'une ascite considérable consécutive à une contusion de l'abdomen. Cette femme subit plus de deux cents fois la ponction dans l'espace de 6 années. Son état paraissait désespéré, lorsqu'un prêtre qui dirigeait sa conscience et en qui elle avait une entière confiance, lui persuada de se rendre à l'église, le jour de la Fête-Dieu. Elle suivit ses conseils, et, malgré le volume énorme de son ventre, au jour indiqué, se rendit à l'église. Elle passa une première fois sous le dais, mais en voulant repasser, elle tomba sans connaissance. Les femmes, qui vinrent pour lui porter secours, s'aperçurent que ses vêtements étaient mouillés. On la reconduisit dans sa demeure, et quand elle revint à elle, elle s'aperçut que son ventre diminuait et que les eaux s'écoulaient par la voie urinaire. Son ventre se vida complètement. On ne manqua pas de crier au miracle. Trois mois après, le liquide se reproduisit. Un nouvel émonotoire se créa par la voie gastro-intestinale. Elle mourut au bout de 13 années, après avoir rendu par les 665 ponctions qui lui avaient été faites, plus de 10,273 livres d'eau environ. »

Observation VII.

Ascite essentielle aiguë guérie spontanément par des vomissements répétés et un flux intestinal abondant.

(Mondière. Journal l'Expérience. Loc. cit.)

« Il s'agit d'une femme d'environ 30 ans, convalescente d'une angine putride, prise le 7 janvier 1760, pour laquelle on avait pratiqué cinq saignées dans trois jours et administré une éméto-cathartique quelques jours après. Le jour même de l'administration de ce dernier remède, des affaires pressantes l'appelant au dehors, elle prend *un coup de froid* ; le soir même, en rentrant chez elle, son visage parut enflé ; les bras et les jambes le divinrent également ; elle se plaignit d'une lassitude et d'un abattement général : la fièvre se ralluma et cessa quelques jours après, mais le volume de son ventre, dans lequel on reconnut une sérosité épanchée, augmenta et acquit, dans l'espace de deux jours, une grosseur extraordinaire ; elle eut ainsi, dans bien peu de temps, tous les signes confirmés d'une hydropisie ascite et d'un œdème universel.

« On lui administra successivement des toniques, atténuants, sudorifiques, drastiques, hydragogues. Au milieu de mai, amélioration sensible. La malade allait plusieurs fois à la selle ; chaque jour les urines, plus belles et naturelles, avaient accéléré leur cours, la bouffissure de la peau était presque entièrement dissipée ; le ventre, quoique toujours manifestement ascitique, avait diminué de volume et de pesanteur ; le corps éprouvait moins de gêne dans ses exercices et ses mouvements, et, malgré la débilité et la fatigue inséparables de l'action des remèdes non interrompus depuis si longtemps, ses forces se réparaient. Cependant, la malade, fatiguée de tant de remèdes, voulut abandonner les suites de son mal aux forces de la nature. Elle faisait seulement usage d'une tisane apéritive, d'un régime doux, se livrait aux occupations de son ménage, lorsque, le 16 juin, elle éprouva une horripilation longue, qui, dégénérant en un frisson considérable, préluda une chaleur et une fièvre intense, suivies de douleurs dans les entrailles, de tranchées, de coliques dans tout le ventre ; elle était en proie à des anxiétés terribles, poussait des gémissements fréquents : son corps, quoique accablé par le mal, continuellement molesté par des cardialgies, des envies fréquentes de vomir, était dans une agitation extrême ; le visage rouge et enflammé se couvrait en un instant d'une pâleur livide. Dans l'excès de cette secousse, elle essuya un débordement furieux de matières liquides et en *vomit* d'abord une *quantité prodigieuse* de biliaires et jaunâtres ; les *selles* ensuite s'ouvrirent : elle rendit *par en haut et par en bas*, d'une manière inconcevable et *avec une abondance capable de la suffoquer*, une eau qui ruisselait dans la chambre, limpide, presque point colorée : les vomissements, qui laissaient à peine à la malade le temps de respirer, étaient entrecoupés par des maux de cœur et des défaillances.

« Ce dévoiement agit et dura comme un torrent pendant plus de vingt heures, et la malade rendit plus de dix pintes d eau. Dès qu'elle fut parfaitement revenue de cette crise, on s'assura que ces évacuations prodigieuses avaient emporté toutes les eaux épanchées et extravasées : les douleurs, peu à peu se calmèrent. La malade resta plusieurs jours dans une faiblesse et une langueur inévitables; cependant, elle recouvra une santé assez parfaite, dont elle a joui depuis. »

Observation VIII.

Ascite essentielle.

(E. Bouley. France médicale, t. II, n° 27).

« Proust (Louis), âgé de 15 ans, imprimeur, entre à la salle Geraudo, lit n° 5 (hôpital Tenon), le 5 juin 1882.

Antécédents.— Les parents se portent bien. A un frère bien portant, une sœur atteinte probablement du mal de Pott. Quant à lui, il n'a jamais fait aucune maladie sérieuse. Ne paraît même pas avoir jamais eu beaucoup de gourmes dans son enfance.

Il y a quatre mois, il a été pris, sans cause connue, de douleurs de ventre avec diarrhée et quelques vomissements : en même temps, il avait de la fièvre et de la céphalalgie, tous symptômes ayant fait diagnostiquer au médecin : *fièvre muqueuse*. Relevé au bout de huit jours, il a recommencé à travailler; mais il a été obligé de s'arrêter de nouveau au bout de quinze jours. A ce moment, il se sentait très fatigué et son ventre devenait gros, en même temps qu'il était dur et ballonné ; toutefois, il n'avait plus ni fièvre, ni vomissement, ni diarrhée comme la première fois.

Etat à son entrée. — Ventre augmenté de volume.

Un peu d'ascite. La matité s'étend jusqu'à trois travers de doigt au-dessus du pubis. On ne sent pas d'anses intestinales agglomérées ; pas de gargouillement, pas de coliques. Les fonctions digestives se font assez bien : pas de période de constipation, ni de diarrhée. Le foie et la rate paraissent normaux. Les poumons sont sains, Au cœur, les bruits sont fortement frappés. La main, appliquée au niveau de la région précordiale, sent un léger frémissement, mais il n'y a pas de souffle. Pas d'albumine dans les urines. L'état général est bon. Le malade mange bien, pas de fièvre.

Traitement. — Régime tonique. Deux jours après son entrée, l'ascite avait complètement disparu, et le malade sortait de l'hôpital quelques jours après en très bon état. »

Observation IX.

Ascite primitive aiguë Guérison au bout de 43 jours par diaphorèse, diurèse et expectoration abondantes.

(Rilliet et Barthez. Traité clinique et pratique des maladies des enfants, 2e édit., t. II, p. 205).

« Chatelain, garçon, âgé de 13 ans, est entré à l'hôpital le 11 janvier. Habituellement fort et bien portant, il travaille depuis peu de mois dans un endroit humide et sur la terre nue, mais il couche dans un endroit sec. Deux mois environ avant sa maladie actuelle, il ressentit pendant quelques jours des douleurs fugitives dans les reins ; mais il était tout à fait bien portant, lorsque, quinze jours avant son entrée, il fut pris de douleurs peu vives dans le ventre. Quatre jours après, il survint un gonflement de l'abdomen, qui continua à s'accroître sans aggravation des douleurs. L'appétit fut conservé, la soif augmentée, la bouche était sèche ; il y avait un peu de dévoiement.

Le 11 janvier, seizième jour après le début, nous constatons l'état suivant : cet enfant est grand pour son âge, mais peu musclé, ses cheveux sont châtains, ses yeux foncés en couleur, sa peau fine et blanche. L'abdomen est volumineux, tendu, à peu près indolent ; l'ombilic est saillant; la fluctuation évidente. On perçoit de la sonorité aux parties supérieures, de la matité aux parties déclives, et ces symptômes varient suivant le décubitus. Le palper ne fait sentir aucune tumeur abdominale. La respiration est pure dans toute la poitrine ; pas de toux ; la respiration est à vingt, peu ample. La figure est légèrement violacée ; le pouls est petit, régulier, filiforme à 64 ; les battements du cœur sont normaux. (Chiendent, 1 gr., frictions scillitiques sur l'abdomen.)

« Le dix-huitième jour, l'état est le même : les urines, assez peu abondantes, sont claires, présentent à leur surface une légère pellicule et, dans leur fond, un précipité gris rosé abondant. La partie supérieure décantée ne précipite ni par la chaleur, ni par l'acide nitrique. Pas de selles. Le matin, un peu de céphalalgie, une épistaxis un peu abondante.

Le dix-neuvième jour, l'abdomen est un peu plus tendu, sa circonférence a augmenté de cinq centimètres. (Même prescription, plus décoction de caïança.)

L'état persiste le même pendant plusieurs jours et, bien qu'on ait porté le nitrate de potasse à la dose de 1 gr. 50 et de 2 grammes, les urines sont plus abondantes, troubles, et ne précipitent pas par l'acide nitrique; au contraire, elles deviennent claires sous l'influence de cet acide. Toutefois, le vingt et unième jour elles sont environ quatre fois plus abondantes que la veille. Le vingt-troisième, l'abdomen a encore augmenté d'un demi centimètre. Le vingt-sixième, il y a des *sueurs abondantes* pendant la nuit, les *urines* sont claires, limpides et *très abondantes* ; l'abdomen a diminué et présente 78 centimètres sur l'ombilic et 83,5 au-dessus. (Même prescription, plus sirop de pointes d'asperges, 60 grammes.)

A partir de ce moment, le ventre diminue de volume, devient plus flasque ; le trente et unième jour, il est à 76,5 sur 80 ; le trente-neuvième à 72 sur 76. Le quarante-troisième jour, le ventre est flasque, indolent et n'offre aucune fluctuation. Les urines continuent à être très abondantes, limpides et plus considérables que la quantité de tisane prise par le malade. A peu près à la même époque, il survient une toux assez intense avec *expectoration* séro-muqueuse ; cependant, l'auscultation ne fournit aucun symptôme notable. En même temps, il s'établit *un dévoiement* peu abondant, mais il ne se développe aucun mouvement fébrile. Ces légères complications diminuèrent et disparurent, en sorte que le quarante-troisième jour, le malade fut considéré comme guéri. Il sortit le quarante-septième jour. »

Observation X.

Ascite essentielle aiguë.

(Bouley. France médicale, t. II, n° 26).

« Verkringer (Berthe), âgée de 8 ans, entre le 20 mars 1880, à l'hôpital Sainte-Eugénie, salle Sainte-Marguerite, lit n° 3.

Antécédents. — Le père, parisien de naissance, jouit d'une santé relativement assez bonne, quoique toussant depuis quatre ans. La mère est de province et paraît bien portante. Il y a eu neuf enfants dans la famille. Cinq sont encore vivants, les autres morts en bas-âge. La petite fille qui fait le sujet de cette observation est née à Paris; elle a été élevée au sein. Sevrage et dentition faciles. Comme antécédents pathologiques, nous signalerons la rougeole à cinq ans, la coqueluche à six. N'a jamais eu beaucoup de gourmes, mais a toujours joui d'une santé assez délicate.

« Il y a un mois, elle a commencé par avoir un appétit exagéré, puis de la diarrhée, qui n'a d'ailleurs pas persisté. Depuis huit jours, elle a complètement perdu l'appétit, et a ressenti des douleurs vagues dans le ventre, plus particulièrement dans le flanc gauche; en même temps un malaise, abattement général, tendance à la somnolence et parfois un peu de céphalalgie. Cet état est surtout plus accentué depuis quatre jours, et la mère s'étant aperçue en outre que le ventre de l'enfant augmentait de volume, s'est décidée à la faire entrer à l'hôpital.

Etat à l'entrée. — 21 mars. Enfant de constitution

moyenne, en rapport avec son âge, présentant une assez bonne mine, un facies coloré. Langue un peu saburrale. Inappétence. Pas de vomissements. La céphalalgie a complètement disparu et l'état général est relativement satisfaisant, à part la diarrhée, qui existe de nouveau depuis deux ou trois jours. Le ventre est augmenté manifestement de volume et dilaté d'une façon à peu près uniforme. Il mesure 62 centimètres de circonférence au niveau de l'ombilic, 67 au niveau des hypochondres. L'ombilic est saillant. Les veines sous-cutanées abdominales sont légèrement dilatées. La *matité* et la *fluctuation* sont très accentuées à la partie inférieure de l'abdomen : la matité remonte presque jusqu'à l'ombilic ; à ce niveau, résonnance hydro-aérique. On ne trouve nulle part ailleurs ni épanchement, ni œdème. Pas de saillie du foie, ni de la rate dont le volume est normal. Cœur absolument sain. Respiration parfaitement pure. Poumons en très bon état. Les urines sont rares, foncées en couleur, mais ne contiennent pas d'albumine. Traitement diurétique.

Le 23. La diarrhée persiste, mais est modérée.

Le 24. Le tympanisme abdominal a un peu diminué. L'enfant va assez bien et mange avec appétit. Toutefois, il y a un *mouvement fébrile* manifeste et la fièvre paraît présenter son maximum vers deux heures de l'après-midi.

T. S. 39,5 ; T. M. 38,8.

Le 25. La diarrhée persiste. Le ventre augmente de volume. 64 cent. au niveau de l'ombilic, 67 au niveau des hypochondres. (Tartre stibié, 0,05 centigrammes.)

Le 26. L'émétique a déterminé l'évacuation d'un crachoir de matières un peu bilieuses.

Le 27. Second émétique.

Le 28. Le ventre a diminué, 62 cent. sur 60.

Le 1er avril. L'enfant a vomi une purgation composée de séné et de mauve. Deux ou trois selles diarrhéiques. Ventre toujours un peu douloureux à gauche.

T. M. 37,8 ; S. 38,6.

Le 2. Bon état général.

T. M. 38° ; S. 36,4.

La fluctuation existe toujours à la partie inférieure de l'abdomen, mais ne remonte plus jusqu'à l'ombilic. Le ballonnement du ventre est moindre, 60 cent. au niveau de l'ombilic.

Le 5. Toujours deux ou trois selles diarrhéiques par jour, et ventre un peu douloureux dans la fosse iliaque gauche. 59 cent. sur 63. Retour de l'appétit et de la gaieté. Les poussées de fièvre ont disparu. Régime tonique.

Le 9. L'ascite n'existe plus. La sonorité intestinale s'étend maintenant jusqu'en bas ; mais le ventre reste toujours un peu douloureux dans la fosse iliaque gauche.

Le 13. Plus d'ascite.

Le 15. L'enfant va bien, a bon appétit, digère bien, mais conserve un peu de sensibilité dans la fosse iliaque gauche.

Le 16. Part en convalescence à peu près complètement rétabli. »

Le 20 mai. L'enfant rentre à l'hôpital pour une récidive. Il en sort absolument guéri vers le 12 juillet. Depuis cette époque, il s'est admirablement porté. « C'est actuellement, ajoute l'auteur, un magnifique enfant de 11 ans dont la santé ne s'est pas démentie une seule fois depuis sa sortie de l'hôpital, c'est-à-dire depuis trois ans. »

Observation XI.

Ascite guérie spontanément par un flux séreux des mamelles.

(Bulletin gén. de thér., t. LI, p. 233. 1856, par M. Finn).

« Une femme de 25 ans, mariée et mère de 7 enfants, s'était bien portée jusqu'en 1847 ; à cette époque elle avait eu à de courts intervalles le typhus et la dyssenterie. Elle était convalescente de cette dernière maladie, lorsqu'elle s'aperçut d'un gonflement considérable des pieds et plus tard d'un peu de développement de l'abdomen, qui augmenta peu à peu de volume jusqu'à la gêner dans l'accomplissement de son travail. Perte d'appétit, règles supprimées depuis plusieurs mois ; mais la figure de la malade n'indiquait cependant pas ce trouble sérieux de la santé. L'œdème des extrémités inférieures céda rapidement au traitement et l'épanchement ascitique semblait en bonne voie de guérison, lorsque survint une bronchite aiguë, qui eut pour effet immédiat de suspendre la résolution. L'ascite se reproduisit en peu de jours et la respiration devint assez gênée pour nécessiter la paracentèse, qui donna issue à une très grande quantité de liquide. Pendant un mois à la suite, la malade sembla marcher vers la convalescence et rien ne semblait indiquer le retour de l'hydropisie, lorsque, à la suite *d'une légère exposition au froid*, la malade fut reprise de bronchite et presque immédiatement l'ascite se reproduisit. Pour la seconde fois, les moyens ordinaires échouèrent, et M. Finn songeait déjà à une nouvelle paracentèse, lorsqu'il en fut détourné par l'apparition d'un nouveau phénomène, l'*écoulement en très grande quantité d'un fluide séreux* par les deux mamelons ; parallèlement à cette exsudation, l'épanchement abdominal diminua sensiblement et finit par disparaître en un peu plus de vingt-quatre heures. Ce qu'il y a de plus remarquable, c'est que l'ascite ne s'est pas reproduite depuis, et la malade a été revue trois ans après par M. Finn *en très bonne santé.* »

Observation XII.

Hydropisie guérie spontanément par une salivation abondante.
(Mondière. Loco cit.)

« Une femme, âgée d'environ 32 ans, atteinte d'une hydropisie de matrice, sans qu'elle en eût le moindre soupçon, voyant croître son ventre, et ayant les mêmes symptômes de grossesse qu'elle avait eus d'autres fois, se crut enceinte : elle attendit avec impatience le quatrième mois, croyant sentir remuer comme dans ses grossesses précédentes ; mais ses attentes furent vaines : elle passa le terme de la grossesse sans en avoir la moindre preuve évidente ; elle devint grosse étonnamment, et, sur ces entrefaites, elle fut prise d'un ptyalisme si abondant qu'elle voyait sensiblement décroître l'énormité de son ventre, de façon que, dans *deux fois vingt-quatre heures*, elle l'eut dans son état ordinaire. Cette abondante salivation la fatigua beaucoup ; mais elle ne fut pas plutôt passée qu'elle reprit son embonpoint accoutumé, et depuis ce temps elle se porte toujours mieux. »

Hydropisie survenant à chaque époque menstruelle et se terminant par un flux vaginal.

(Mondière. Loco citato).

« Nous rappellerons que Fernet cite une femme qui avait une hydropisie à chaque période menstruelle, et rendait alors par la vulve cinq à six pleins bassins d'eau d'un jaune citrin ; les règles apparaissaient ensuite et coulaient comme de coutume. Chaque mois, il se faisait une pareille collection, qui s'évacuait avant l'éruption menstruelle. Cette femme *guérit* et devint mère d'un enfant bien portant. »

Observation XIII.

Ascite essentielle guérie par une seule ponction.

(Desjardins. Bulletin de l'Académie de médecine, 1845-1846).

« Il s'agit d'un avocat de 70 ans, qui, sans se croire malade, avait depuis plus de quinze ans un abdomen extraordinairement volumineux, que lui, sa famille, ses amis et les médecins qui l'avaient soigné, regardaient comme le produit d'une obésité naturelle. Bon vivant, franc épicurien, il n'avait d'ailleurs aucune infirmité. Doué d'un excellent appétit, buvant deux bouteilles de vin au repas sans en être gêné, il n'était ni goutteux, ni catarrheux. S'étant un soir déshabillé devant l'auteur du mémoire, il prit fantaisie à M. Desjardins d'examiner avec soin le ventre de son client. Il put se convaincre immédiatement qu'il était en présence d'une ascite à diagnostic des plus manifestes. Comme le malade s'était toujours bien porté, qu'il n'y avait eu d'œdème nulle part, on eut quelque peine à admettre d'abord ce diagnostic. Cependant, comme plusieurs autres médecins, consultés à leur tour, n'hésitèrent pas à reconnaître aussi là une ascite, une ponction fut conseillée et pratiquée presque aussitôt. On obtint ainsi quinze à vingt litres d'une eau limpide, sans flocons ni apparence de matières hétérogènes.

« Le malade, qui prétendit que sa ponction était le moindre coup d'épée qu'il eut donné ou reçu, continua son genre de vie habituelle. Les urines devinrent un peu plus abondantes que de coutume, quoi qu'il ne prît rien pour en augmenter la sécrétion. Rien ne permit de soupçonner la moindre altération des organes abdominaux. L'estomac, la rate, le foie, la vessie, ne manifestèrent ni troubles ni souffrances, et la mort eut lieu quelques mois plus tard, sans que la moindre trace d'épanchement eut reparu et par le fait d'une pneumonie franche. »

Observation XIV.

Ascite avec anasarque terminée par des vomissements abondants.
(Mondière. Loco cit.)

« Un malade, âgé de 60 ans, était sujet à un bubonocelle qu'il avait l'habitude de réduire lui-même. Lorsque M. Pinot fut appelé, l'abdomen contenait plus de vingt pintes d'eau : les pieds, les jambes, les cuisses, les lombes, le scrotum, les mains, le visage, tout le corps était dans un état affreux d'enflure ; la ponction fut proposée et refusée.

« M. Besançon et moi, dit l'auteur, l'abandonnâmes, physiquement certains, nous semblait-il, qu'avant huit jours nous apprendrions sa mort. Il en arriva tout autrement ; deux jours s'étaient à peine écoulés depuis notre départ que nous fûmes mandés de nous rendre en diligence auprès du malade, qui éprouvait de grandes douleurs avec un vomissement d'eau qui inondait son appartement.

« M. Besançon arriva le premier et je le trouvai le lendemain occupé à finir un travail qui durait depuis plus de quinze heures pour réduire la hernie du malade, que le chirurgien avait très bien jugé être la cause des douleurs et du vomissement. A peine cette réduction fut-elle finie, que le malade se trouva dans un calme admirable et guéri de son hydropisie, de manière que le ventre était très plat, et tout le corps ressemblait à un squelette recouvert d'une peau ridée.

« Dans l'espace de deux mois, il reprit de l'embonpoint, recouvra une très bonne santé et vécut plus de trois années sans maladie ni incommodités qui eussent rapport à celle dont nous venons de donner l'histoire. »

CONCLUSIONS.

L'ascite essentielle est une maladie rare; beaucoup de cas qui ont été publiés comme tels ne doivent pas conserver cette dénomination. Néanmoins, il existe des observations dans la science, qui, à notre avis, doivent être regardées positivement comme des exemples d'ascite idiopathique. Nous considérons comme tels les cas réunis dans notre thèse, en insistant spécialement sur les observations I, III, IX.

L'ascite essentielle est une maladie ayant une étiologie, une symptomatologie, un diagnostic et surtout une terminaison spéciales. Tandis que les ascites symptomatiques sont la plupart du temps, pour ne pas dire toujours, incurables, comme l'affection du foie dont elles dépendent habituellement, l'ascite essentielle, au contraire, guérit toujours, après un laps de temps plus ou moins long, mais indéterminé, et le plus souvent spontanément, ou tout au moins après une ponction comme dans l'observation XIII; rarement il faut pratiquer plusieurs ponctions. Dans ce cas, on a le droit d'émettre des doutes sur l'essentialité de l'affection, comme pour l'observation V.

Le diagnostic est très difficile et ne doit se faire qu'avec la plus grande réserve. Il ne sera complètement certain que si l'on a suivi longtemps le malade et si l'on s'est assuré que la guérison était définitive un, deux, trois ans après la première atteinte : c'est le cas de l'observation I, où la guérison ne s'était pas démentie dix-huit mois après.

Paris. — A. PARENT, imp. de la Fac. de médec., A. DAVY, successeur, 52, rue Madame et rue M.-le-Prince, 14

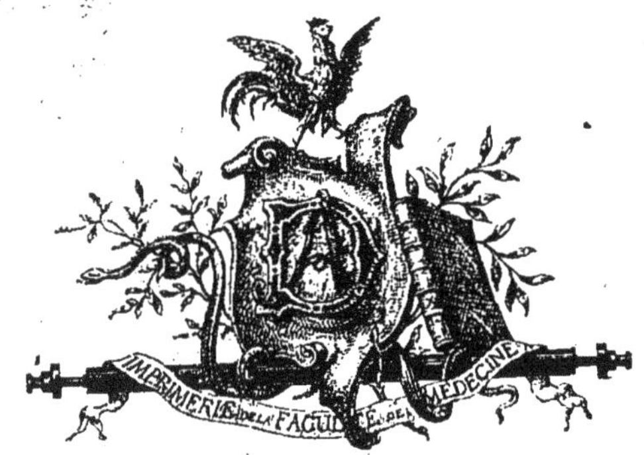
IMPRIMERIE DE LA FACULTE DE MEDECINE

www.ingramcontent.com/pod-product-compliance
Ingram Content Group UK Ltd.
Pitfield, Milton Keynes, MK11 3LW, UK
UKHW021030180726
13838UKWH00004B/1718

9 782329 124254